T0209079

BLS Basic Life Support
Rianimazione Cardiopolmonare

Springer

Milano
Berlin
Heidelberg
New York
Hong Kong
London
Paris
Tokyo

A. Gullo

BLS

Basic Life Support

Rianimazione
Cardiopolmonare

*Manuale di educazione
e formazione sanitaria*

 Springer

A. GULLO

Scuola di Specializzazione in Anestesia e Rianimazione
Università degli Studi di Trieste

Springer-Verlag fa parte di Springer Science+Business Media

springer.it

© Springer-Verlag Italia, Milano 2004

ISBN 978-88-470-0275-3

Progetto grafico e illustrazioni: Emmanuele Bugatto, Trieste
Impaginazione: Fulvia Casara, Trieste

Indice

Rianimazione Cardiopolmonare
Supporto Vitale di Base - BLS- Basic Life Support
Formazione, addestramento, retraining 1974-2004

Ogni anno, 1 adulto su 1000 in ambiente extra-ospedaliero è vittima di morte improvvisa per arresto cardiaco, spesso senza segni premonitori, laddove in quasi 3 adulti su 1000 lo stesso evento si manifesta nel corso della degenza ospedaliera. L'educazione e l'insegnamento nel campo della rianimazione cardiopolmonare (RCP) sono universalmente riconosciuti come l'approccio che mira ad assicurare un Supporto Vitale di Base, "Basic Life Support" (BLS), da parte di chi assiste al drammatico evento, in attesa che arrivi un Supporto Avanzato, "Advanced Cardiac Life Support" (ACLS), ad opera di personale specializzato. Le misure di RCP tempestive e assicurate da personale ben addestrato ha dimostrato non solo di salvare vite umane, ma soprattutto di evitare danni neurologici cerebrali permanenti ed invalidanti nei pazienti sopravvissuti.

Programmi per l'insegnamento della RCP sono tradizionalmente condotti da istituzioni nazionali ed internazionali quali, ad esempio, l'American Heart Association (AHA), la Croce Rossa Americana (ARC) ed Italiana (CRI), l'European Resuscitation Council (ERC) e l'Italian Resuscitation Council (IRC), con l'obiettivo di formare personale sanitario e laico sin dal 1966 e dal 1974, rispettivamente.

Per anni l'insegnamento della RCP è stato centrato su lezioni teoriche formali con istruttori impegnati ad illustrare argomenti di medicina come: fisiologia, fisiopatologia, fattori di rischio, e la dimostrazione delle manovre da eseguire necessarie a simulare in pratica, sul manichino, la valutazione dell'aspirante *provider*.

La comune esperienza in materia ha permesso di documentare come questo tipo di programmi determinino una scarsa performance ed un rapido deterioramento delle capacità di esecuzione delle più semplici manovre del BLS.

Questo vero e proprio "fallimento educativo" è stato sostanzialmente attribuito al tempo eccessivo dedicato alla lezione teorica a discapito del tempo destinato alla pratica, ma anche alle diverse variabili nella presentazione introdotte dagli istruttori. L'aggiunta di materiale non strettamente attinente all'acquisizione di una buona performance tecnica della RCP di base altera infatti tutto il processo di apprendimento.

Dal momento che la capacità di mantenere una buona performance decresce rapidamente con il passare del tempo, il retraining andrebbe previsto ogni 6-12 mesi anche per gli operatori sanitari non routinariamente coinvolti nella rianimazione cardiopolmonare in quanto anche questi riducono le loro capacità psicomotorie nella manovre tanto rapidamente quanto il personale laico.

Incoraggiare l'apprendimento della RCP dovrebbe essere immediatamente seguito istruendo il personale ad agire nel contesto di una emergenza reale, ad applicare sul campo quello che hanno imparato.

Molti sono ansiosi, temono di non essere capaci di intervenire correttamente, di causare più danno che beneficio o di ricavarne un danno personale.

BLS BASIC LIFE SUPPORT
Rianimazione Cardiopolmonare

Comunque, il rischio di trasmissione di malattie durante RCP è davvero minimo, inferiore a quello derivante dalla puntura di un ago.

L'obiettivo è quello di insegnare che fare qualcosa è comunque meglio del non fare nulla.

Tenendo conto di tutti questi aspetti, sin dai primi anni '90 l'insegnamento della RCP è stato, per così dire, ripensato in nome della semplificazione. Sono stati ridotti i passaggi critici necessari per ottenere una buona performance, la complessità delle sequenze e la precisione richiesta nella loro esecuzione.

Non c'è evidenza infatti che un addestramento rigoroso migliori l'*outcome*, ma la diffusione capillare che derivi dalla semplificazione dalle manovre di rianimazione cardiopolmonare può determinare una più ampia diffusione della RCP tra eventuali testimoni.

Le manovre della RCP implicano capacità psicomotorie la cui acquisizione deriva dalla pratica e dalla ripetitività.

Gli operatori sanitari o laici, hanno bisogno di focalizzare le informazioni e le manovre chiave della RCP, ma poi devono "toccar con mano" quello che hanno appreso.

L'educazione dovrebbe enfatizzare questi obiettivi fondamentali e verificare se l'allievo li raggiunge. Se i partecipanti ad un corso di RCP non apprendono i principi e la pratica, allora questo sarà un fallimento per l'istruttore, poiché più soddisfacente sarà la performance dei partecipanti, più l'istruttore avrà avuto successo nell'insegnamento!

Per la prima volta le più recenti Linee Guida Internazionali ILCOR 2000* per la Rianimazione Cardiopolmonare distinguono tra l'insegnamento rivolto a personale laico e quello per operatori sanitari. In questo modo il comune cittadino può rappresentare l'anello più importante nell'ambito dell'emergenza cardiovascolare. Dall'altra parte, perché non iniziare anche dagli stessi medici ed infermieri?

Numerose verifiche hanno dimostrato come la maggioranza degli studenti delle facoltà mediche di tutto il mondo siano carenti di una adeguata preparazione necessaria ad affrontare situazioni critiche per la vita.

Guidelines 2000 for Cardiopulmonary and Emergency Cardiovascular Care - An International Consensus on Science - The American Heart Association in collaboration with the International Liaison Committee on Resuscitation (ILCOR). Circulation 2000; 102 (8) (suppl. I)

Nonostante le numerose iniziative da parte di alcune Università, nella maggioranza dei casi non viene garantito il tempo o l'attenzione sufficienti per addestrare i futuri medici, gli infermieri ed il personale tecnico e volontario alle manovre di rianimazione cardiopolmonare.

Già nel 1984, l'allora Istituto Policattedra di Anestesia, Rianimazione e Terapia Antalgica dell'Università degli Studi di Trieste, riportava l'esperienza quasi decennale nel campo della rianimazione cardiopolmonare, essendo il team degli anestesisti-rianimatori sensibile alla problematica sin dal 1974, successivamente alla diffusione delle prime linee guida dell'American Heart Association (1972).

In particolare, si rilevava come negli Ospedali di insegnamento e nelle Università la responsabilità per la messa in atto delle manovre di RCP fosse generalmente a carico solo di anestesisti-rianimatori, medici di pronto soccorso e cardiologi.

Il gruppo di lavoro di Trieste ha sempre operato con l'obiettivo di svolgere regolari corsi teorico-pratici per l'insegnamento della RCP in seno ai programmi della Facoltà di Medicina e Chirurgia per il raggiungimento di standards ottimali di intervento nel trattamento dell'arresto cardiaco, che per le sue caratteristiche di evento inaspettato, ad insorgenza improvvisa e rapidamente evolutivo, comporta scarse possibilità di recupero dei pazienti.

Tali manovre sono necessarie per vicariare la funzione cardiaca e respiratoria allo scopo di ritardare i danni cerebrali che possono sopravvenire nel giro di poche decine di secondi fino a qualche minuto dall'inizio dell'arresto del circolo.

L'attività di studio ed insegnamento sul riconoscimento e trattamento dell'arresto cardiaco è proseguita attivamente negli anni successivi con corsi teorico-pratici svolti su manichino e rivolti a medici anestesisti in formazione ed infermieri dell'Istituto; nello stesso periodo sono state elaborate numerose tesi di laurea inerenti l'argomento.

Nel 1999, in alcuni reparti dell'Ospedale di Cattinara a Trieste, si rilevava che il riconoscimento di una condizione compatibile con il quadro di un arresto cardiaco fino alla messa in atto delle prime manovre rianimatorie ad opera di personale addestrato, richiedeva un lasso di tempo variabile da 6 a 10 minuti (!).

Solo il 37% del personale sanitario compresi medici, infermieri e personale tecnico, aveva seguito in precedenza un corso di BLS secondo le linee guida dell'American Heart Association (AHA), dell'European Resuscitation Council (ERC) e dell'Italian Resuscitation Council (IRC).

Per la maggior parte si trattava di personale medico e di infermieri professionali più giovani (dai 21 ai 40 anni) operanti nei reparti di Pronto Soccorso, Terapia Intensiva e Complesso Operatorio. Anche per far fronte a questa precaria situazione, dall'ottobre 1999, l'Istituto, con il patrocinio della Facoltà di Medicina, ha istituito un programma di BLS con corsi teorico-pratici della durata di 8 ore, rivolto espressamente agli studenti dell'ultimo anno dei corsi di laurea in Medicina e Chirurgia ed Odontoiatria, nonché a tutto il personale sanitario operante nell' Ospedale.

La parte teorica, della durata di circa 1 ora e mezza ore prevede la proiezione di materiale autoprodotto che mostra le informazioni essenziali e la sequenza delle manovre del BLS, che con le più recenti linee guida ILCOR 2000 e la defibrillazione precoce mediante i defibrillatori semiautomatici esterni, comprende i primi tre anelli della "Catena della Sopravvivenza".

Il resto del tempo è dedicato alla dimostrazione e alla pratica su manichino per non più di 6-8 partecipanti per volta, con un rapporto manichino/insegnanti/studenti di 1/2/6-8.

Al termine del corso, ogni partecipante è sottoposto ad un test scritto (domande a risposte multiple) e ad uno pratico, prima di essere certificato come "BLS-*provider*".

Fino alla fine di giugno 2003 sono state formate 440 persone tra medici specializzandi delle diverse discipline, studenti di Medicina e di Odontoiatria, infermieri professionali, con il 94,3% dei partecipanti certificati.

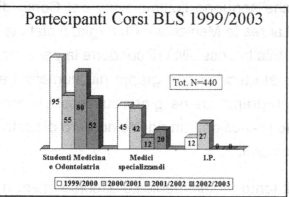

Partecipanti Corsi BLS 1999/2003

Tot. N=440

	Studenti Medicina e Odontoiatria	Medici specializzandi	I.P.
1999/2000	95	45	12
2000/2001	55	42	27
2001/2002	80	12	0
2002/2003	52	20	0

□ 1999/2000 ▨ 2000/2001 ▩ 2001/2002 ▦ 2002/2003

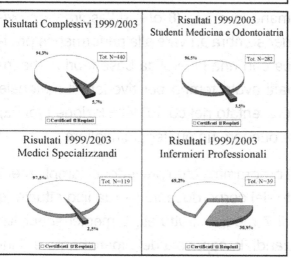

Risultati Complessivi 1999/2003

94,3%   Tot. N=440
5,7%

□ Certificati ▨ Respinti

Risultati 1999/2003
Studenti Medicina e Odontoiatria

96,5%   Tot. N=282
3,5%

□ Certificati ▨ Respinti

Risultati 1999/2003
Medici Specializzandi

97,5%   Tot. N=119
2,5%

□ Certificati ▨ Respinti

Risultati 1999/2003
Infermieri Professionali

69,2%   Tot. N=39
30,8%

□ Certificati ▨ Respinti

Più recentemente, con il gruppo di studenti che seguono l'ultimo anno del Corso di Laurea in Medicina e Chirurgia, è stata testata la possibilità di condurre la parte formale teorica con gruppi più numerosi e programmare nei giorni successivi la parte pratica con un ridotto numero di partecipanti.

Il tempo totale dedicato al corso intero rimane invariato (8 ore) e l'aspirante *provider* sembra arrivare alla performance pratica con una più solida base teorica (ha infatti avuto tempo per rivedere il materiale presentato nel corso della lezione teorica) e ottenere un punteggio migliore.

I programmi futuri prevedono l'ampliamento del corpo docente (l'organico attuale è di 7 medici strutturati, 2 medici specializzandi, la caposala del dipartimento e 9 infermieri professionali), per continuare nell'impegno intrapreso nel BLS ed istituire con regolarità corsi di *retraining*.

I corsi di addestramento, gratuiti, potrebbero eventualmente essere aperti ad operatori "laici".

Il presente manuale illustrato non ha per scopo di essere originale; bensì, esso fa riferimento alle linee guida internazionali redatte nel corso di oltre 30 anni e pubblicate nelle riviste scientifiche più accreditate. In particolare, vuole essere un ausilio pratico per chiunque intenda partecipare ai nostri Corsi di addestramento BLS, e, perché no, un manuale di rapida consultazione per chi è già BLS-*provider* e vuole "rinfrescare" le conoscenze già acquisite.

In *Appendice*, un accenno alla parte pediatrica, che non vuole essere esaustiva, ma si propone unicamente di evidenziare per sommi capi le differenze più evidenti nelle procedure da mettere in atto nella vittima con meno di otto anni di età.

Tutto il processo di standardizzazione nell'insegnamento nel campo della RCP, con allo studio la possibilità di ampliamento dei corsi con l'Advanced Cardiac Life Support (ACLS) e l'Advanced Trauma Life Support (ATLS), impiegherà consistenti risorse umane ed economiche e richiederà un supporto tangibile da parte del Sistema Sanitario Nazionale.

L'arresto cardiaco è un tema chiave in medicina e numerosi ricercatori e clinici hanno condotto studi di grande interesse sperimentale e clinico con l'obiettivo di migliorare gli standards di prevenzione e trattamento della morte improvvisa; tra gli studiosi di riferimento un nome emerge su tutti: Peter Safar, di Pittsburgh (USA), tra i fondatori della Medicina del Malato Critico, recentemente scomparso, che avendo vissuto a Trieste da bambino, assieme alla sua famiglia originaria di Vienna, si dichiarava entusiasta quando poteva ritornare nella nostra città; come ci disse nel corso di una delle sue ultime visite a Trieste, in occasione di un congresso.

Quindi, nel ricordo di un grande Maestro, il team di Trieste ha voluto offrire questo contributo, come segno di riconoscenza in quanto ci ha trasmesso una rigorosa metodologia e un solido insegnamento, semplicità e importanza delle direttive finalizzate a migliorare la sopravvivenza dei pazienti e la loro qualità di vita dopo un evento drammatico come l'arresto cardiaco.

ANTONINO GULLO

ROBERTO SALLUSTI

THOMAS PELLIS

PIERO FRASSANITO

GIORGIO BERLOT

UMBERTO LUCANGELO

DAVORKA MEDICA

GIADA DEGRASSI

PIER PAOLO ACCOLLA

RAFFAELLA CHICCO

CONSUELO CONSALES (OPC)

SRECKO BREGANTI (IP)

IRENE FORZA (IP)

MARIANGELA MORSANUTO (IP)

GIUSEPPE SPARTIVENTO (IP)

ERICA VENIER (IP)

PAOLO DEMANINS
collaborazione informatica

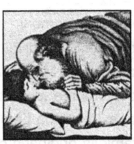

La Bibbia, I Re, 2° Libro 4:34-35):

...*"Eliseo nel frattempo raggiunse la casa dove si trovava il fanciullo morto e disteso sul suo letto. Vi entrò, chiuse la porta dietro loro due e pregò il Signore. Poi salì e si distese sul fanciullo ponendo la bocca sulla sua bocca, gli occhi sui suoi occhi, le mani sulle sue maní; si piegò sopra e la carne del fanciullo si riscaldò. Alzatosi, si mise a camminare su e giù per la casa; poi salì di nuovo e si piegò sette volte su di lui. Il fanciullo starnutì ed aprì gli occhi"...*

Dipartimento di Medicina Perioperatoria, Terapia Intensiva ed Emergenza. Scuola di Specializzazione in Anestesia e Rianimazione. Azienda Mista Università-Ospedale - Cattinara.

Università degli Studi di Trieste

Trieste 20 aprile 2004

BLS BASIC LIFE SUPPORT

Rianimazione Cardiopolmonare

BLS

IL CORSO HA L'OBIETTIVO DI FORNIRE:

► conoscenze teoriche

► abilità pratiche nell'esecuzione delle tecniche

► schemi di comportamento (sequenze) in accordo con le linee guida ILCOR 2000

STRUTTURA DEL CORSO

► lezioni teoriche

► addestramento pratico su manichino (allievi/manichino/istruttore 6-8:1:2)

► performance teorica e pratica richiesta: 75%

PREVENIRE I DANNI ANOSSICI CEREBRALI NEL SOGGETTO CHE:

▶ non è cosciente

▶ non respira

▶ non ha polso

ARRESTO CARDIO-RESPIRATORIO

mediante

▶ il pronto riconoscimento dell'evento

▶ l'attivazione precoce del sistema di emergenza

▶ il supporto precoce del respiro e del circolo

BLS BASIC **L**IFE **S**UPPORT

Rianimazione Cardiopolmonare

▶ ATTENZIONE: il BLS non è la terapia di un arresto cardiorespiratorio!

▶ È solo un metodo per ritardare i danni cerebrali che ad esso susseguono, in attesa del vero intervento risolutore (defibrillazione/ACLS)

▶ Come tale, insegna a non bloccarsi di fronte ad un'emergenza, a sapere cosa fare, ad essere ordinati nell'intervento, a riconoscere le priorità

BLS Basic Life Support
Rianimazione Cardiopolmonare

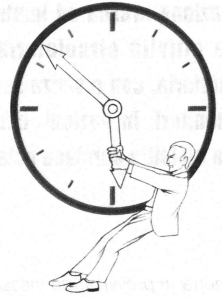

- Inizia dopo circa 4'-6' di assenza di circolo
- In condizioni di normotermia, dopo circa 10' si hanno lesioni cerebrali irreversibili

Morte cardiaca improvvisa

Cessazione brusca ed inattesa delle attività circolatoria e respiratoria, con o senza segni premonitori, in pazienti con o senza malattia cardiaca nota

"La morte improvvisa, connessa a malattia coronarica, rappresenta la più importante emergenza medica" (AHA)

BLS Basic Life Support
Rianimazione Cardiopolmonare

Incidenza extra-ospedaliera:

▶ **circa 1 persona su 1000 l'anno**

- 60.000 in Italia
- 300.000-400.000 negli Stati Uniti
- oltre il 70% avviene in casa
- il restante 30% si verifica in luogo pubblico

Incidenza intra-ospedaliera:

▶ **circa 2,5 persone su 1000 l'anno**

► Ostruzione delle vie aeree da:

- caduta della lingua nel soggetto non cosciente

- corpi estranei

► Intossicazione da farmaci, over-dose da oppiacei

► Annegamento

► Elettrocuzione, folgorazione

► Trauma

► Arresto cardiaco

BLS Basic Life Support
Rianimazione Cardiopolmonare

► *Primitive*

- aritmie
- infarto del miocardio
- miocardiopatie

► *Secondarie*

- ipossiemie di qualunque causa
- gravi emorragie

NB: l'arresto respiratorio provoca ipossia e ipercapnia che portano, alcuni minuti dopo (7-8), ad arresto cardiocircolatorio

▶ Dolore o peso retrosternale

▶ Possibile irradiazione del dolore a:

- braccio sinistro

- spalle

- epigastrio

- mandibola

▶ Altri sintomi

- Sudorazione, nausea, dispnea

▶ Insorgenza

- Sotto sforzo, stress emotivo, o anche a riposo

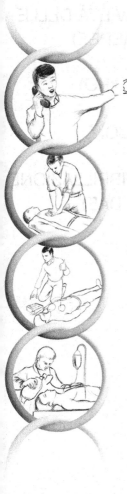

**ALLARME
PRECOCE**

**RCP
PRECOCE**

**DEFIBRILLAZIONE
PRECOCE**

**ACLS
PRECOCE**

BLS Basic Life Support

Rianimazione Cardiopolmonare

"ABCD" della RCP

Airway ➤ (PERVIETÀ DELLE VIE AEREE)

Breathing ➤ (RESPIRO)

Circulation ➤ (CIRCOLO)

Defibrillation ➤ (DEFIBRILLAZIONE CON DAE)

BLS Basic Life Support
Rianimazione Cardiopolmonare

Ogni _azione_ delle fasi A-B-C deve essere preceduta da una _valutazione_

VALUTAZIONE

AZIONE

stato di coscienza azione **A**
(Airway)

presenza di respiro azione **B**
(Breathing)

presenza di polso azione **C**
(Circulation)

▶ **Regola n°1:** per salvare una vita, non rischiare la propria!

▶ Prima di prestare soccorso ad una persona che ha bisogno di aiuto, valuta se esistono pericoli reali o presunti che possono derivare dalla **situazione ambientale** (fuoco, fumo, gas infiammabili o nocivi, elettricità, acqua profonda o forte corrente, traffico, condizioni di scarsa visibilità, ecc.), o dalle **condizioni della vittima** (malattie infettive, mantenimento del contatto con sorgenti e conduttori di corrente elettrica, aghi di siringa, coltelli, ecc.)

▶ Se necessario, e possibile, sposta la vittima

A VALUATAZIONE

Stato di coscienza CHIAMA E SCUOTI

AZIONE

se la coscienza è assente

1. Attiva il 118 o il sistema di emergenza interno

2. Posiziona la vittima supina su un piano rigido*

3. Allinea testa, tronco ed arti

4. Scopri il torace

5. Assicura la pervietà delle vie aeree

* Se la persona è a letto, se possibile scosta il letto dalla parete, togli il cuscino e la testiera e metti quest'ultima sotto la vittima all'altezza delle spalle.

BLS Basic Life Support

Rianimazione Cardiopolmonare

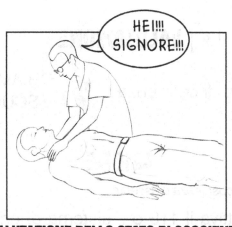

VALUTAZIONE DELLO STATO DI COSCIENZA

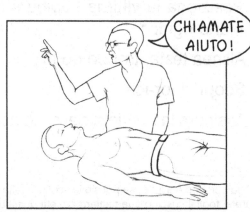

ATTIVAZIONE DEL SISTEMA D'EMERGENZA

► *"Phone first"* ➡ Chiama subito per un adulto o un bambino ≥ 8 anni incosciente

► *"Phone fast"* (CPR first) ➡ chiama dopo 1' di RCP per un infante (< 1 anno) o un bambino < 8 anni incosciente

ECCEZIONI!!!

► Annegamento ➡ "phone fast" per ogni età

► Trauma ➡ "phone fast" per ogni età

► Overdose farmacologica ➡ "phone fast" per ogni età

► Infanti o bambini di ogni età con patologia cardiaca nota ➡ "phone first"

N.B. ➡ Se ci sono 2 o più soccorritori, uno chiama aiuto e gli altri iniziano la RCP

La sequenza per un solo soccorritore

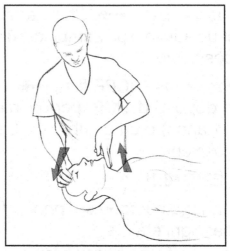

**IPERESTENSIONE DEL CAPO
E SOLLEVAMENTO DEL MENTO**

▶ Il palmo di una mano sulla fronte spinge verso il basso

▶ 2 dita dell'altra mano sotto la parte ossea del mento lo sollevano

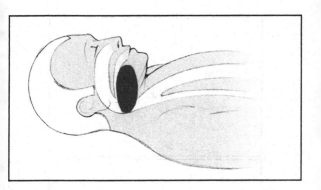

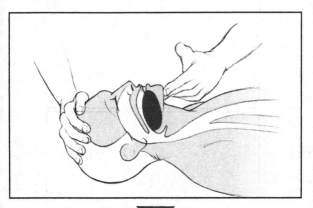

IPERESTENSIONE DEL CAPO
E SOLLEVAMENTO DEL MENTO

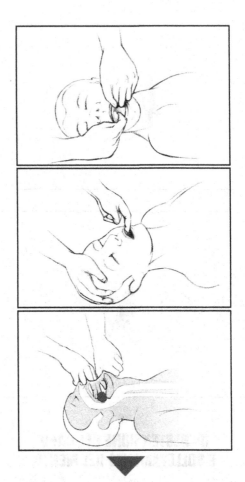

ISPEZIONE E SVUOTAMENTO DEL CAVO ORALE

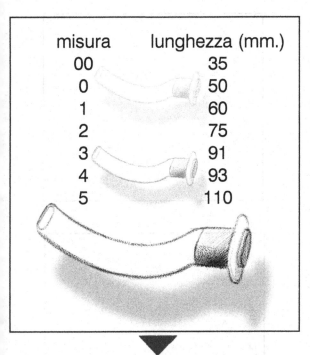

misura	lunghezza (mm.)
00	35
0	50
1	60
2	75
3	91
4	93
5	110

CANNULA FARINGEA (di Guedel o Mayo)

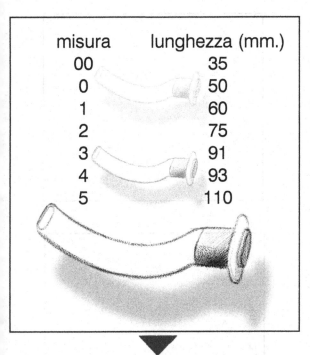
A. Apertura delle vie aeree

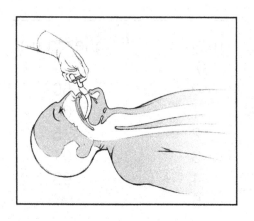

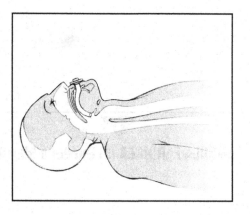

 NB: non inserire se i riflessi faringei sono presenti!

B VALUTAZIONE

Attività respiratoria GUARDA
ASCOLTA
SENTI

AZIONE

se il respiro è presente *se il respiro è assente*

Posizione laterale
di sicurezza (PLS)

Ventila:
2 insufflazioni
della durata di
1-2" ciascuna

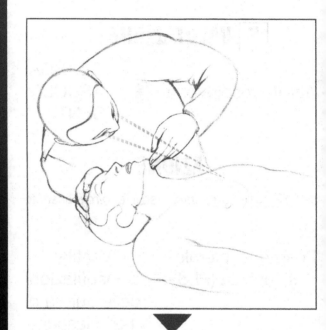

Guardo

Ascolto

Sento

per 10"

BLS Basic Life Support
Rianimazione Cardiopolmonare

Nella vittima non cosciente che respira

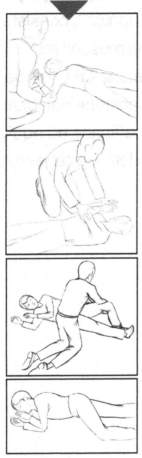

Posizione laterale di sicurezza

► ATTENZIONE: il *"gasping"*, o "respiro agonico", consiste in contrazioni dei muscoli respiratori accessori senza che venga prodotta un'espansione del torace: è un respiro inefficace ed equivale ad assenza dell'attività respiratoria.

Senza mezzi aggiuntivi

▶ Bocca – bocca

▶ Bocca – naso

Con mezzi aggiuntivi

▶ Bocca-maschera (pocket mask di Laerdal)

▶ Sistema pallone-maschera (pallone di Ambu)

VENTILAZIONE BOCCA - BOCCA

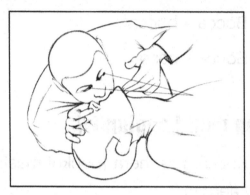

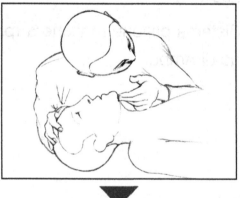

2 insufflazioni della durata di circa 1- 2"
ciascuna

VENTILAZIONE BOCCA-MASCHERA
(pocket mask)

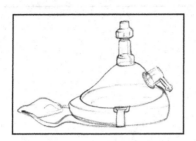

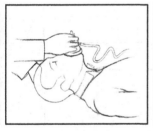 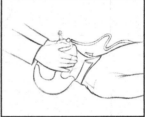

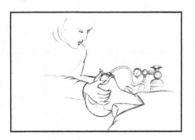

VENTILAZIONE PALLONE - MASCHERA

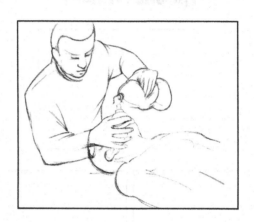

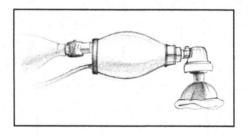

VENTILAZIONE PALLONE - MASCHERA

Percentuali di ossigeno

1. Pallone: 21%

2. Pallone+O_2 (10/12 l/min): 40-50%

3. Pallone+O_2 (10/12 l/min)
   + reservoir: 80-90%

VOLUMI DA INSUFFLARE

▶ Senza ossigeno: da 700 a 1000 ml in 2"

▶ Con ossigeno ($FiO_2 \geq 0.4$): da 400 a 600 ml in 1 - 2"

CAUSE PIÙ FREQUENTI DI VENTILAZIONE INEFFICACE O COMPLICANZE

Insufficiente
iperestensione
del capo

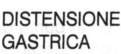 IPOVENTILAZIONE

Incompleta
aderenza della
maschera

Insufflazione
troppo
rapida
o brusca

DISTENSIONE
GASTRICA

MANOVRA DI SELLICK

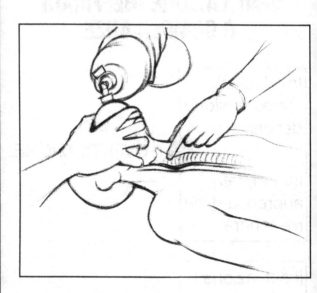

▶ Con la punta del pollice e dell'indice applicare una pressione verso il basso a livello della cartilagine cricoide

C VALUTAZIONE

Presenza
di circolo   RILEVA POLSO
CAROTIDEO
per 10"

AZIONE

se il polso è presente   *se il polso è assente*

Ventila:
12 atti/minuto

Compressioni
Toraciche
Esterne (CTE)

Fasi del Basic Life Support "C"

BLS Basic Life Support
Rianimazione Cardiopolmonare

53

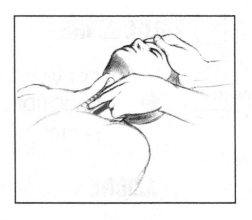

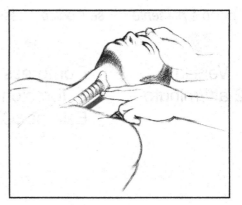

► **RICERCA POLSO CAROTIDEO per 10"** ◄

BLS Basic Life Support

Rianimazione Cardiopolmonare

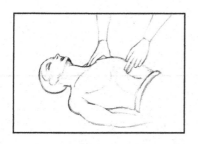

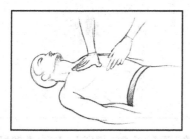

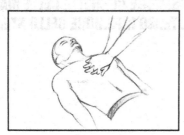

INDIVIDUAZIONE DEL REPERE
PER LE COMPRESSIONI TORACICHE

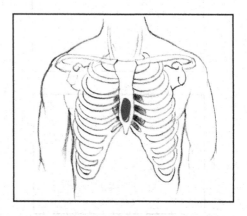

POSIZIONE CORRETTA DELLE MANI
SUL TERZO INFERIORE DELLO STERNO

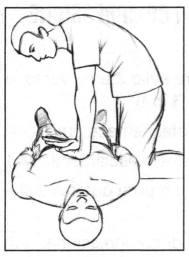

COMPRESSIONI TORACICHE

POSIZIONE DEL SOCCORRITORE

- ▶ Ginocchia a contatto con la vittima all'altezza del torace
- ▶ Gomiti bloccati con le braccia diritte e perpendicolari sul punto di compressione
- ▶ Lo sguardo del soccorritore deve cadere sulla spalla opposta della vittima
- ▶ L'articolazione dell'anca è il fulcro del movimento

TECNICA DI COMPRESSIONE

▶ Comprimere sullo sterno verso la colonna **(4-5 cm)**

▶ Rilasciare totalmente la pressione

▶ Compressione:rilasciamento=**1:1**

▶ Mantenere il repere durante il rilasciamento

▶ Frequenza di compressione: **100 al minuto**

▶ Compressioni:ventilazioni = **15:2 per 1 o 2 soccorritori** finché le vie aeree non sono protette da tubo endotracheale cuffiato

Compressioni toraciche

COMPRESSIONI - RILASCIAMENTO

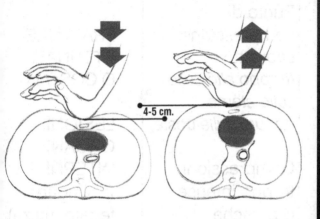

4-5 cm.

CAUSE PIÙ FREQUENTI DI LESIONI E/O INEFFICACIA

Punto di compressione scorretto *(troppo alto sullo sullo sterno oppure sulle coste)* Compressioni troppo intense o brusche	FRATTURE STERNALI O COSTALI LESIONI ORGANI INTERNI (polmone, fegato, milza)

Compressioni troppo superficiali	CIRCOLO INSUFFICIENTE

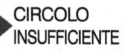

BLS BASIC LIFE SUPPORT

Rianimazione Cardiopolmonare

RIVALUTAZIONE DELL'EFFICACIA DELLA RCP

Rivaluta il polso la prima volta dopo 1' (± 4 cicli 15:2) per 10", poi ogni 2-3' o se la vittima mostra segni di recupero. Quindi:

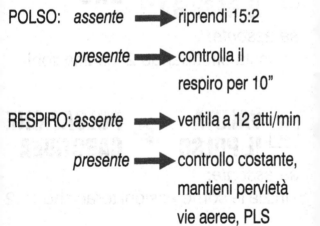

POLSO: *assente* ➡ riprendi 15:2

presente ➡ controlla il respiro per 10"

RESPIRO: *assente* ➡ ventila a 12 atti/min

presente ➡ controllo costante, mantieni pervietà vie aeree, PLS

A **VALUTA LA COSCIENZA** ➤ **CHIAMA E SCUOTI**

se assente:
- attiva il 118
- posiziona la vittima e scopri il torace
- apri le vie aeree

B **VALUTA IL RESPIRO** ➤ **GAS**

se assente:
- ventila effettuando 2 insufflazioni

C **VALUTA IL POLSO** ➤ **PULSAZIONE CAROTIDEA**

se assente:
- inizia le compressioni toraciche 15:2

BLS BASIC LIFE SUPPORT

Rianimazione Cardiopolmonare

dopo circa 1' (4 cicli) e successivamente ogni 2-3'

C RIVALUTA IL POLSO

se ricompare il polso:

▶ ripercorri la sequenza a ritroso

B VALUTA IL RESPIRO

se non respira:

▶ ventila effettuando 12
insufflazioni al minuto

se respira:

A VALUTA LA COSCIENZA

se assente:

▶ metti in PLS

CAMBIO TRA DUE SOCCORRITORI

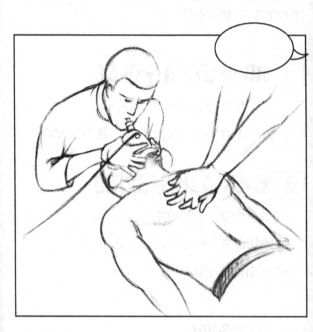

▶ Il cambio di ruolo tra chi ventila e chi massaggia deve avvenire nel modo più rapido e fluido possibile, senza ostacolarsi l'uno con l'altro

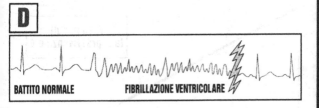

D

BATTITO NORMALE   FIBRILLAZIONE VENTRICOLARE

▶ In oltre l'80% dei casi l'arresto cardiocircolatorio è sostenuto da una fibrillazione ventricolare (FV), un'aritmia nel corso della quale le cellule cardiache battono in modo totalmente incoordinato ed ad elevatissima frequenza (300-450 bpm). Ne consegue che la funzione di pompa cardiaca viene meno ed in pochi secondi si instaura un completo arresto di circolo. La FV da sola non regredisce mai, ma può essere interrotta da uno speciale apparecchio chiamato defibrillatore

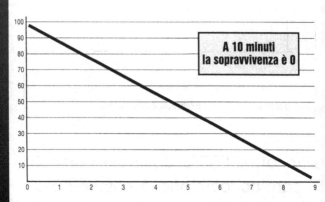

A 10 minuti
la sopravvivenza è 0

▶ La percentuale di sopravvivenza dopo arresto cardiaco sostenuto da FV diminuisce del 7-10% per ogni minuto in cui la defibrillazione viene ritardata

L'intervallo di tempo tra l'arresto ▶ di circolo sostenuto da una FV e la prima defibrillazione determina il successo della rianimazione

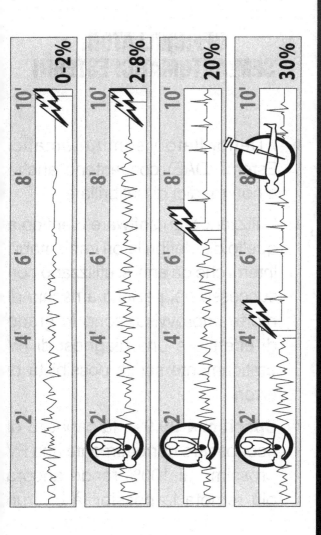

DEFIBRILLATORI SEMIAUTOMATICI ESTERNI

▶ I Defibrillatori semiAutomatici Esterni (DAE) consentono anche a non medici di defibrillare

▶ Utilizzando un software identico a quello dei defibrillatori impiantabili interni che da anni si utilizzano con successo nei pazienti a rischio di morte improvvisa, sono in grado di effettuare una diagnosi di FV praticamente senza possibilità di errori

▶ **Specificità 99.9%:** la capacità di riconoscere correttamente una FV prossima al 100% rende ancora più remota la possibilità che un intervento inappropriato provochi una FV e comunque questa sarebbe immediatamente corretta da un nuovo shock

▶ **Sensibilità 98%:** è lievemente più concreta la possibilità che uno shock non venga erogato quando sia indicato; questo a causa della progressiva riduzione delle onde di defibrillazione che saranno interpretate come asistolia. Ma in questo caso, per l'eccessivo tempo trascorso dall'inizio della FV, il paziente sarà comunque difficilmente recuperabile

▶ Sicurezza assoluta sia per il paziente che per l'operatore

▶ Facilità d'uso estrema

DEFIBRILLATORI SEMIAUTOMATICI ESTERNI

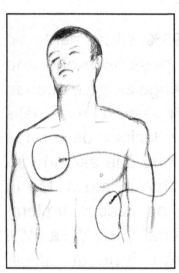

1. POWER ON

2. Asciuga la cute ed **ATTACCA GLI ELETTRODI**

3. Allontana tutti ed **ANALIZZA IL RITMO**

4. Con apparecchiature semi-automatiche, premi **"SHOCK"** se e quando indicato dall'apparecchio stesso

DEFIBRILLATORI
SEMIAUTOMATICI ESTERNI

È possibile utilizzare il DAE solo se il paziente:

► è privo di coscienza

► non respira

► non ha polso

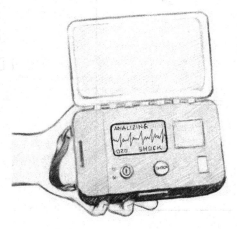

SEQUENZA BLS CON DAE

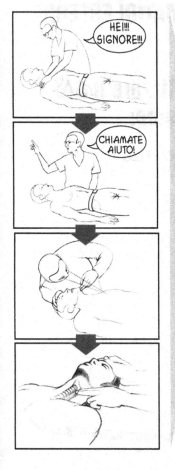

RCP
finché un
DAE
è pronto
per l'uso

Usa
il DAE

SEQUENZA BLS CON DAE

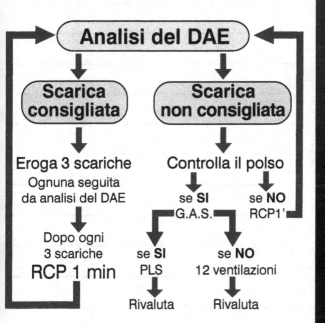

Analisi del DAE

Scarica consigliata

Scarica non consigliata

Eroga 3 scariche
Ognuna seguita
da analisi del DAE

Controlla il polso

se **SI**
G.A.S.

se **NO**
RCP1'

Dopo ogni
3 scariche
RCP 1 min

se **SI**
PLS

se **NO**
12 ventilazioni

Rivaluta

Rivaluta

_____

_____

_____

_____

_____

_____

_____

_____

_____

_____

_____

_____

_____

_____

_____

Ostruzione delle vie aeree da corpo estraneo

Cause più frequenti

- pezzi di cibo

- protesi dentarie

Fattori favorenti

- assunzione di alcool

- alterazioni della deglutizione

BLS B̲ᴀꜱɪᴄ L̲ɪꜰᴇ S̲ᴜᴘᴘᴏʀᴛ

Rianimazione Cardiopolmonare

OSTRUZIONE PARZIALE

► **FLUSSO RESPIRATORIO VALIDO**
(il paziente riesce a tossire)

Nessuna manovra di disostruzione

- incoraggia il paziente a tossire

- somministra ossigeno

- attiva il 118 se l'ostruzione parziale persiste, o

- trasporta il paziente in ospedale

► **FLUSSO RESPIRATORIO DEBO-LE, INADEGUATO** *(tosse debole e inefficace, iniziale cianosi)*

Tratta come l'ostruzione completa

Ostruzione delle vie aeree da corpo estraneo

77

OSTRUZIONE COMPLETA

▶ **FLUSSO RESPIRATORIO ASSENTE**

- impossibilità a parlare, tossire, respirare

- segnale universale di soffocamento (mani alla gola)

- rapida cianosi

Tratta con la manovra di Heimlich

SEGNALE UNIVERSALE DI SOFFOCAMENTO

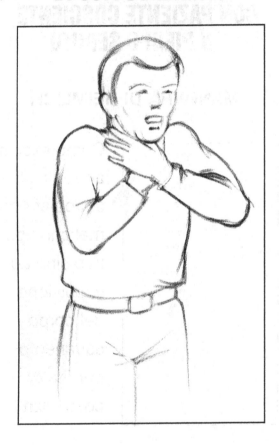

TRATTAMENTO DELL'OSTRUZIONE COMPLETA, CON PAZIENTE COSCIENTE, IN PIEDI O SEDUTO

MANOVRA DI HEIMLICH

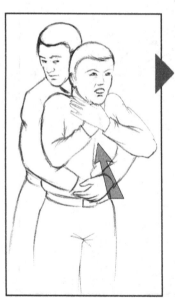

Compressioni addominali sottodiaframmatiche ripetute sino ad espulsione del corpo estraneo o perdita di coscienza

TRATTAMENTO DEL PAZIENTE CHE HA PERSO COSCIENZA

► Posiziona la vittima

► Chiama aiuto

► Solleva lingua e mandibola ed effettua lo svuotamento digitale

► Tenta la ventilazione; *se inefficace*

► Verifica l'iperestensione del capo e ritenta la ventilazione; *se inefficace*

► Effettua 5 compressioni addominali

  Ripeti le ultime 4 manovre

Ostruzione delle vie aeree da corpo estraneo

TRATTAMENTO DEL PAZIENTE CON OSTRUZIONE COMPLETA, NON COSCIENTE, A TERRA

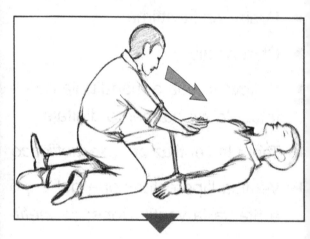

Manovra di Heimlich
a vittima in posizione supina

BLS Basic Life Support

Rianimazione Cardiopolmonare

TRATTAMENTO DEL PAZIENTE TROVATO NON COSCIENTE

► Inizia sequenza BLS

► Se ventilazione inefficace, verifica iperestensione del capo

► Ritenta la ventilazione

► Se ancora inefficace, sospetta un'ostruzione:

MANOVRA DI HEIMLICH

► Effettua 5 compressioni addominali

► Solleva lingua e mandibola, effettua lo svuotamento digitale

► Tenta la ventilazione

► Se inefficace, verifica iperestensione del capo e ritenta

► Effettua ancora 5 compressioni addominali

Ostruzione delle vie aeree da corpo estraneo

QUANDO NON INIZIARE LA RCP?

Segni evidenti di morte biologica

- ▶ Macchie ipostatiche
- ▶ Decomposizione tissutale
- ▶ Rigor mortis
- ▶ Decapitazione

INIZIARE LA RCP SENZA TENERE CONTO DI:

▶ Età apparente

▶ Aspetto cadaverico

▶ Temperatura corporea

▶ Midriasi

PER QUANTO TEMPO CONTINUARE LA RCP?

▶ Fino all'arrivo di un medico

▶ Fino ad esaurimento fisico dei soccorritori

N.B. In ambito BLS non esiste un tempo predefinito oltre il quale è lecito interrompere la RCP

ICTUS
FOLGORAZIONE
ANNEGAMENTO(*)

▼

Nessuna variazione delle manovre

(*) *"Phone fast"* [vedi pag. 35]

TRAUMA

▶ SI: sollevamento della mandibola

▶ NO: iperestensione del capo

▶ NO: posizione laterale di sicurezza

SPOSTAMENTO DELLA VITTIMA

- ▶ SI: in presenza di rischio evolutivo
- ▶ NO: in tutti gli altri casi

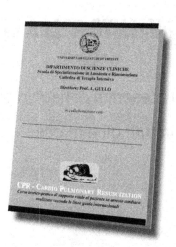

UNIVERSITÀ DEGLI STUDI DI TRIESTE

DIPARTIMENTO DI SCIENZE CLINICHE
Scuola di Specializzazione in Anestesia e Rianimazione
Cattedra di Terapia Intensiva

Direttore: Prof. A. GULLO

In collaborazione con

CPR - CARDIO PULMONARY RESUSCITATION
*Corso teorico-pratico di supporto vitale al paziente in arresto cardiaco
realizzato secondo le linee guida internazionali*

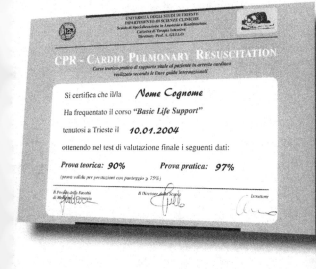

UNIVERSITÀ DEGLI STUDI DI TRIESTE
DIPARTIMENTO DI SCIENZE CLINICHE
Scuola di Specializzazione in Anestesia e Rianimazione
Cattedra di Terapia Intensiva
Direttore: Prof. A. Gullo

CPR - CARDIO PULMONARY RESUSCITATION
*Corso teorico-pratico di supporto vitale al paziente in arresto cardiaco
realizzato secondo le linee guida internazionali*

Si certifica che il/la   *Nome Cognome*

Ha frequentato il corso *"Basic Life Support"*

tenutosi a Trieste il   **10.01.2004**

ottenendo nel test di valutazione finale i seguenti dati:

Prova teorica: **90%**   *Prova pratica:* **97%**

(prova valida per prestazioni con punteggio ≥ 75%)

Il Preside della Facoltà
di Medicina e Chirurgia   Il Direttore della Scuola   Istruttore

BLS BASIC LIFE SUPPORT
Rianimazione Cardiopolmonare

BLS Pediatrico

a cura di Armando Sarti*

F. MANNELLI, G. BENUCCI, G. MERELLO, L. GIORGI, A. SARTI. Supporto vitale pediatrico di base in: Sarti A. Il bambino e l'emergenza, Pisa, Primula Multimedia, 2003; 23-35

*U.O. di Anestesia e Rianimazione Pediatrica, Ospedale Materno-Infantile, Burlo Garofolo, Trieste

BLS BASIC LIFE SUPPORT

Rianimazione Cardiopolmonare

A Apertura delle vie aeree

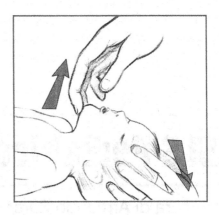

Come nell'adulto ma ricorda che:

▶ Il paziente pediatrico ha la lingua grande rispetto alla cavità orale

▶ Maggior rischio di ostruzione delle vie aeree in caso di perdita di coscienza (nel neonato e nel lattante)

▶ L'aria entra dal naso sia in ventilazione spontanea che artificiale (nel neonato e nel lattante)

Nota: **Neonato** *fino al 1° mese di vita;* **Lattante** *fino al 1° anno;* **Bambino** *fino all' 8° anno;* **Adulto** *dall'8° anno*

A Apertura delle vie aeree

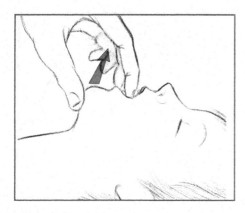

Evitare l'iperestensione della testa:

▶ In caso di sospette lesioni al rachide (come nell'adulto)

▶ Nel neonato e lattante, dove può verificarsi il collasso della trachea (scarso supporto cartilagineo). In questi casi operare il sollevamento del mento associato ad una leggera estensione

B Valutazione dell'attività respiratoria

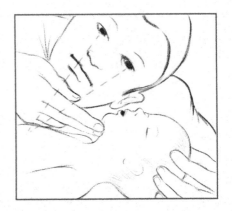

GAS come nell'adulto, ma ricorda che:

▶ Il lattante ha una respirazione prevalentemente diaframmatica, pertanto durante la respirazione normale si osserva più facilmente il sollevarsi ritmico della parete addominale

B | Ventilazione artificiale senza mezzi aggiuntivi*

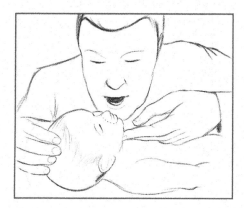

Nel paziente pediatrico la tecnica di ventilazione artificiale viene scelta in base all'età:

▶ **Neonato e lattante:** tecnica bocca-naso/bocca

▶ È importante che il naso del bambino sia sempre compreso nell'apertura della bocca del soccoritore

* I dispositivi aggiuntivi per la ventilazione sono disponibili in misure e forme adatte all'età neonatale e pediatrica, per i quali si rimanda alla letteratura specialistica.

B Ventilazione artificiale senza mezzi aggiuntivi

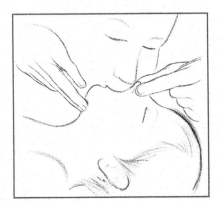

▶ **Bambino:** tecnica bocca/bocca (come nell'adulto)

Indipendentemente dall'età del paziente:

▶ Insufflare 2-5 volte lentamente* (1-1,5 sec. per insufflazione) nelle vie aeree con le stesse precauzioni della ventilazione nell'adulto

* Linee guida AHA: 2 insufflazioni iniziali.
Linee guida ILCOR: 2-5 insufflazioni iniziali.

C Valutazione del circolo

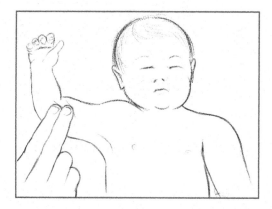

Come nell'adulto al di sopra di un anno di età.

Ricorda che:

▶ Nel paziente di meno di 1 anno di età il polso carotideo è difficilmente reperibile, si ricerca pertanto il polso brachiale

C Circolo

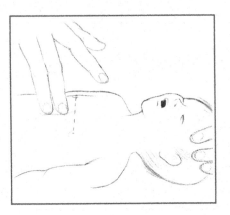

In assenza di polso centrale o in caso di
bradicardia estrema

▼

Ricerca del punto di compressione e CTE

▶ **Neonato e lattante:**
1) Tecnica a 2 dita: 1 cm. al di sotto della li-
nea che congiunge i capezzoli

C | Circolo

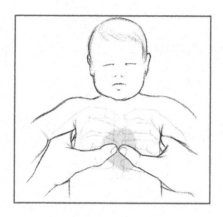

▶ **Neonato e lattante:**
  2) Tecnica a 2 mani

▶ In entrambe le tecniche la profondità delle compressioni sarà di 1,5 cm. nel neonato e 2 cm. circa nel lattante

C Circolo

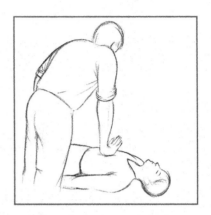

Bambino:
1) Tecnica a 2 mani come nell'adulto
2) Tecnica ad 1 mano

▶ In entrambe le tecniche la profondità delle compressioni sarà di 3-4 cm., ovvero da un terzo fino alla metà del diametro antero-posteriore del torace

BLS Basic Life Support
Rianimazione Cardiopolmonare

Ostruzione delle vie aeree da corpo estraneo

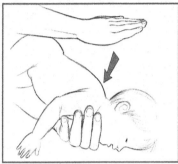

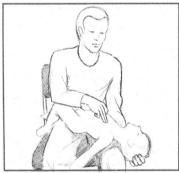

Fino al 1° anno di età:

▶ 5 pacche sulle spalle

▶ 5 compressioni toraciche nella stessa posizione e la stessa tecnica utilizzata per le CTE, ma più brusche e vigorose (20/min. circa)

Ostruzione delle vie aeree da corpo estraneo

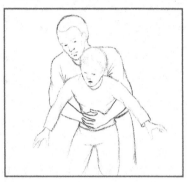

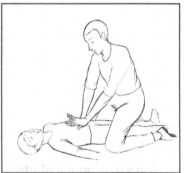

Al di sopra del 1° anno di età:

▼

Manovra di Heimlich come nell'adulto

30 anni di attività scientifica e di formazione

GULLO A, HANDIJIEFF F, ROMANO E, MOCAVERO G. Role of the anesthetist-resuscitator in the primary care of the newborn. Minerva Pediatr. 1977 Apr 7; 29 (12):879-96

A. GULLO, D. DEL PRETE, A. GRUBE. Rianimazione respiratoria neonatale: nuovi orientamenti. Acta Anaesthes. Italica, 1977; 28, 1: 5

G. MOCAVERO, A. GULLO, E. ROMANO. La morte improvvisa in odontostomatologia. Minerva Stomatologica 1980; 29:1

A. GULLO, F. KETTE, L. DITRI, L. IADANZA, F. ERICE, G. REINA, C. SIMEONI. La rianimazione cardiorespiratoria: L'ABC. VIII° Congresso Nazionale della Società Italiana Medicina di Pronto Soccorso, Trieste, 1983; 217

G. BERLOT, A. GULLO, M. PEGORARO, F. KETTE, F. ISCRA. Adrenalina endotracheale in corso di rianimazione cardiorespiratoria. Contributo clinico. XXXVI° Congresso S.I.A.A.R.T.I., Bari 1984; 62

M. PEGORARO, A. GULLO, E. ROMANO, G. BERLOT, F. KETTE, F. ISCRA. Dati sperimentali e clinici sull'assorbimento dei farmaci somministrati per via endotracheale in corso di CPR. XXXVI° Congresso S.I.A.A.R.T.I., Bari 1984; 519

A. GULLO, E. ROMANO, F. SASSO, F. KETTE, L. IADANZA, L. SILVESTRI. La rianimazione cardiorespiratoria, problema di educazione sanitaria. XXXVI° Congresso S.I.A.A.R.T.I., Bari 1984; 33

A. GULLO, E. ROMANO. La Rianimazione Cardiorespiratoria Verduci Editore, 1985 Roma

G. BERLOT, A. GULLO, E. ROMANO, A. RINALDI. Naloxone in cardiorespiratory arrest. Anaesthesia, 1985; 40, 8: 819

A. GULLO, E. ROMANO, G. BERLOT, F. KETTE, L. IADANZA. CPR and health education. Proc. 4th World Congress on Intensive and Critical Care Medicine, Jerusalem, 1985; 117

G. BERLOT, A. GULLO, M. PEGORARO, E. ROMANO, P. DI MARCO. Endotracheal epinephiine during CPR. Proc. 4th World Congress on Intensive and Critical care Medicine, Jerusalem, 1985; 13

A. GULLO. Adrenalina endotracheale nell'arresto cardiaco. Evoluzione degli standards. In "La Rianimazione cardiorespiratoria", Verduci Ed., 1985; 13

G. BERLOT, A. GULLO, L. IADANZA, E. ROMANO. Rilievi emodinamici in corso di rianimazione cardiorespiratoria. In "La Rianimazione cardiorespiratoria", Verduci Ed., 1985; 21

E. ROMANO, L. DITRI, A. GULLO. Il trattamento a lungo termine dell'arresto cardiaco In "La Rianimazione cardiorespiratoria", Verduci Ed. 1985; 81

A. GULLO, E. ROMANO, F. KETTE, G. BERLOT, L. IADANZA. Informazione ed educazione sanitaria. In "La Rianimazione cardiorespiratoria", Verduci Ed., 1985; 103

F. KETTE, A. GULLO, E. ROMANO, G. BERLOT. Organizzazione sanitaria della CPR. Estratto da: "La morte improvvisa" IV Giornate mediche spezine, Pacini Ed. 1986; 339

A. GULLO, E. ROMANO, F. KETTE. Rianimazione cardiorespiratoria e cerebrale. Stato dell'arte. Estratto da: "La morte improvvisa" IV Giornate mediche spezine, Pacini Ed. 1986; 327

G. BERLOT, A. GULLO, F. KETTE, E. ROMANO. L'adrenalina endotracheale nel trattamento dell'arresto cardiorespiratorio: contributo clinico. Estratto da: "La morte improvvisa" IV Giornate mediche spezine, Pacini Ed. 1986; 331

C. SIMEONI, R. BABILLE, A. GULLO, G. REINA. Il ruolo del pronto soccorso ospedaliero nel trattamento dell'arresto cardiaco: l'esperienza del Pronto Soccorso di Trieste. In "La Rianimazione cardiorespiratoria", Verduci Ed., 1986; 135

G. BERLOT, A. GULLO, E. ROMANO, M. PEGORARO, F. KETTE. Survival after cardiopulmonary resuscitation CPR and endotracheal epinephrine. 6th International Symposium on Intensive Care and Emergency Medicine. Brussels, 1986; 26

A. GULLO, G. BERLOT, F. KETTE, E. ROMANO, A. VACRI. Lights and shadows in modern cardiopulmonary resuscitation CPR. International Symposium on Anaesthesia for Cardiac Patients. Munich 1986; 214

A. GULLO. La rianimazione cardiorespiratoria e cerebrale. Attualità 1987 XVII° Congresso Nazionale di Aggiornamento In Rianimazione e Terapia Intensiva, Piccin Ed. Milano 1987; 3

A. GULLO, F. KETTE, G. BERLOT, E. ROMANO. Continuous training in CPR. 1 Congress International d'aide medicale urgente, Lyon 1987

G. BERLOT, A. GULLO, F. KETTE, C. SIMEONI, E. ROMANO. Endotracheal drugs in cardiopulmonary resuscitation (CPR). 1 Congress International d'aide medicale urgente, Lyon 1987

C. Albertini, F. Kette, G. Berlot, G. Cattarini, P. Cortesia, C. De Santi, T. Gallo, E. Vecchietti, W. Zalukar, G. Nadalin, A. Gullo. Rianimazione cardiorespiratoria: esperienza di una unità mobile di emergenza. Recent Advances in Anaesthesia, Pain, Intensive Care and Emergency, Trieste 1987; 39

A. Antonaglia, M. Soiat, A. Gullo. Cardiopulmonary and cerebral resuscitation (CPCR) - the importance of didactic model. Abstracts 3th Anesthesia Alpe Adria Symposium; Graz 1990; 16

A. Gullo, V. Antonaglia, M. Soiat et al. Rianimazione cardiorespiratoria e cerebrale (CPCR). Linee guida di educazione sanitaria. Esperienze locali di addestramento. Atti della 2 settimana internazionale di aggiornamento in Anestesia e Rianimazione, Otranto 1990; 19

F. Kette, A. Gullo. Arresto cardiaco: aspetti fisiopatologici ed implicazioni terapeutiche. In: Argomenti di terapia intensiva chirurgica. Nuova Colletti Editore; Roma 1990; 249

A. Gullo, G. Berlot, F. Kette, M. Soiat. Rianimazione cardiorespiratoria (CPR) - Attuali orientamenti. Atti del Simposio Mostra Anestesia, Rianimazione e Terapia Intensiva (SMART), Milano 1991; 155

F. Kette, A. Gullo, G. Trillò. Rianimazione cardiopolmonare. X° Convegno nazionale sull'emergenza sanitaria. Edizioni Minerva Medica. Firenze 1991; 11:1467

F. Kette, A. Gullo, A. Carrada. L'arresto cardiaco in terapia intensiva: sequenza di priorità. Simposio Mostra

Anestesia, Rianimazione e Terapia Intensiva (SMART). A. Braschi, M. Chiaranda, L. Gattinoni, A. Pesenti, F. Raimondi. Masson, Milano 1993; 279-281

A. GULLO. Resuscitation: initial goal and steady state treatment in trauma and septic shock. The Journal of the Croatian Medical Association.Vo117, (suppl.2), 1995;5-8

A. GULLO. Rianimazione Cardiorespiratoria in Emergenze Medico Chirurgiche - Anestesia Rianimazione ed. Gnocchi Editore 1995; 207-242

A. GULLO, G. TRILLÒ. Continuing education and trainig programs in resuscitation and emergency medicine. Medicina Intensiva. Valter Nilton Felix Editor, 1996; 1-4

G.TRILLÒ, G. BERLOT, A. GULLO. Linee Guida di supporto delle funzioni vitali. F.E.E.A Corso Postuniversitario in Anestesiologia, Lignano (UD), 1999; 133-136

G.TRILLÒ, G. BERLOT, A. GULLO. Rianimazione Cardiopolmonare – Linee Guida in Medicina Intensiva e dell'Emergenza. F.E.E.A – Corso Postuniversitario in Anestesiologia, Lignano Pineta (UD), 2000; 7-11

R. SALLUSTI. The chain of survival – Presso: ETAIC– Universities Cooperative Program for Education and Training in Anaesthesiology and Intensive Care, Ljubljana, Slovenia 2000

GULLO A. La CPR e la sindrome postrianimazione - Enciclopedia emergenze medico chirurgiche. Coraggio e coll Ed. 2000

GULLO A. La rianimazione cardiopolmonare. Medicina Intensiva e Perioperatoria. A. Gullo, L. Gattinoni, Springer 2000, 565-580

GULLO A., SALLUSTI R., TRILLÒ G. The chain of survival – A review in year 2000. Minerva Anestesiol 2000-Editoriale;66:503-16

R. SALLUSTI, P. FRASSANITO, D. MEDICA, G. BERLOT, A. GULLO. Education and training in CPR 8th World Congress of Intensive and Critical Care Medicine, Sydney, Australia 2001

R. SALLUSTI. An overview of the new international guidelines on CPR – ETAIC – Universities Cooperative Program for Education and Training in Anaesthesiology and Intensive Care, Ljubljana, Slovenia 2001

SONG L, WEIL MH, TANG W, SUN S, PELLIS T. A model of cardiac arrest and cardiopulmonary resuscitation in mice. Crit Care Med 2001; 29 (12 Suppl): A71

PELLIS T, WEIL MH, YU T, XIE J, TANG W. Validation of cardiac output measured by Doppler Echocardiographic method following cardiac resuscitation. Crit Care Med 2001; 29 (12 Suppl): A117

PELLIS T, WEIL MH, TANG W, SUN S, XIE J, SONG L. Comparison of vasopressin, epinephrine, and epinephrine after combined α_1, and β adrenergic blockade for CPR. Circulation 2002; 106 (19 Suppl II). II-496

SUN S, WEIL MH, CAO L, PELLIS T, XIE J. TANG W. The alpha$_1$ adrenergic actions of epinephrine adversely affect the outcomes of CPR. Crit Care Med 2002; 30 (12 Suppl): A3

TANG W, WEIL MH, SUN S, CAO L, PELLIS T, XIE J. Blockade of endogenous alpha2 adrenergic receptors adversely effects post resuscitation myocardial function and survival. Crit Care Med 2002; 30 (12 Suppl): A4

XIE J, WEIL MH, SUN S, TANG W, PELLIS T. Troponin-I as a quantitative indicator of the severity of post resuscitation myocardial dysfunction. Crit Care Med 2002; 30 (12 Suppl): A4

PELLIS T, WEIL MH, XIE J, SUN S, TANG W. Measurements of the course of systolic and diastolic postresuscitation myocardial dysfunction. Crit Care Med 2002; 30 (12 Suppl): A69

PELLIS T, BISERA J, WEIL MH, TANG W, XIE J. Expanding the intelligence of AED's to include automated pulse detection. Crit Care Med 2002; 30 (12 Suppl); A77

XIE J, WEIL MH, PELLIS T, SUN S, TANG W. Duration of cardiac arrest affects the severity of postresuscitation myocardial dysfunction. Crit Care Med 2002; 30 (12 Suppl): A119

SONG L, WEIL MH, TANG W, SUN S, BISERA J, PELLIS T, XIE J, CAO L. Persistence of ventricular fibrillation in mice model of cardiopulmonary resuscitation. Crit Care Med 2002; 30 (12 Suppl): A119

GULLO A. Cardiac arrest, chain of survival and Utstein style. Eur J Anaesthesiol 2002;19:1-10.

R. Sallusti. Philosophy of Utstein style – Refresher course in Basic Life Support and Early Defibrillation. In: A.P.I.C.E. – 17th International Symposium on Critical Care Medicine, Trieste, Italy – Nov 15-19, 2002

T. Pellis. Training in BLS , ALS and the importance of early defibrillation. Minerva Anestesiol 2002, Nov.58 (11):797-804

Song L, Weil MH, Tang W, Sun S, Pellis T. Cardiopulmonary resuscitation in the mouse. J Appl Physiol 2002 Oct; 93(4):1222-6

Pellis T, Bisera J, Tang W, Weil MH. Expanding automatic external dfibrillatioors to include automated detection of cardiac, respiratory, and cardiorespiratory arrest, Crit Care Med 2002 Apr; 30 (4 suppl): S176-8

Wann SR Sr, Weil MH, Sun S, Tang W, Pellis T. Pharmacologic defibrillation. Crit Care Med. 2002 Apr; 30 (4 Suppl): S154-6

Pellis T. Early Defibillation. Atti del 18° congresso "Anaesthesia, Pain, Intensive Care and Emergency". Trieste, 14-17 Novembre 2003.

Pellis T, Weil MH, Tang W, Sun S, Xie J, Song L, Checchia P. Evidence favoring the use of an α_2-selective vasopressor agent for cardiopulmonary resuscitation. Circulation. 2003 Nov 25; 108 (21): 2716-21.

Gullo A, Pellis T. Contrasting American versus European CPR. Atti del "42nd Annual Symposium on Critical Care, Trauma and Emergency Medicine". Las Vegas, NV (USA), 2-6 Febbraio, 2004

Sallusti R., Frassanito P., Medica D., Fonda R., Accolla P., Chicco R., Gullo A. Teaching BLS: our experience. 13th World Congress of Anaesthesiologists 2004, Paris, France

Recenti Tesi di Laurea in Anestesia e Rianimazione sull'arresto cardiaco

Sallusti R. La catena della sopravvivenza nell'arresto cardiaco extra-ospedaliero: raccolta dati secondo lo stile Utstein a livello nazionale. Tesi di laurea in Anestesiologia e Rianimazione, Facoltà di Medicina e Chirurgia dell'Università degli Studi di Trieste, 1998.

Pangher A. L'arresto cardiaco intra-ospedaliero: segni e sintomi premonitori. Tesi di laurea in Anestesiologia e Rianimazione, Facoltà di Medicina e Chirurgia dell'Università degli Studi di Trieste, 1999.

Capitanio G. La formazione nelle manovre di rianimazione cardiopolmonare: come migliorare la catena della sopravvivenza. Tesi di laurea in Anestesiologia e Rianimazione, Facoltà di Medicina e Chirurgia dell'Università degli Studi di Trieste, 1999.

Petrucci L. Segni e sintomi prodromici dell'arresto cardiaco intra-ospedaliero. Tesi di laurea in Anestesiologia e Rianimazione, Facoltà di Medicina e Chirurgia dell'Università degli Studi di Trieste, 2001.

Abbreviazioni

ACLS	Advanced Cardiac Life Support
AHA	American Heart Association
BLS	Basic Life Support
bpm	battiti per minuto
CTE	Compressioni Toraciche Esterne
DAE	Defibrillatore semiAutomatico Esterno
ERC	European Resuscitation Council
FV	Fibrillazione Ventricolare
GAS	Guarda, Ascolta, Senti
IRC	Italian Resuscitation Council
PLS	Posizione Laterale di Sicurezza
RCP	Rianimazione Cardiopolmonare

Printed in the United States
By Bookmasters